NIERENKREBS:

Ein Buch, das Ihnen ein besseres Verständnis darüber vermittelt, was Nierenkrebs ist, seine Symptome, Behandlung, Management, Ernährungswahl, Mythen und Fakten darüber und mehr!

Von

George M. Rogers.

<u>Einführung</u>

Nierenkrebs ist eine Krebsart, die in den Nieren beginnt, den Organen, die Abfallprodukte aus dem Blut filtern und sie über den Urin aus dem Körper entfernen. Es handelt sich um eine ernste Erkrankung, die jedes Jahr Tausende von Menschen auf der ganzen Welt betrifft. Nierenkrebs ist eine komplexe Krankheit mit vielen verschiedenen Arten, und es kann schwierig sein, sie zu verstehen und zu bewältigen.

In diesem Buch werden wir verschiedene Aspekte von Nierenkrebs untersuchen, einschließlich seiner Definition, Ursachen und Symptome. Wir werden auch einige verbreitete Mythen und Missverständnisse rund um diese Erkrankung ausräumen und hilfreiche Tipps zum Umgang mit der Krankheit geben. Darüber hinaus werden wir uns mit ergänzenden und alternativen

Behandlungen befassen, die in Verbindung mit traditionellen medizinischen Therapien eingesetzt werden können, um die Symptome und Nebenwirkungen von Nierenkrebs zu lindern.

Einer der wichtigsten Aspekte bei der Bewältigung von Nierenkrebs ist die Wahl der richtigen Ernährung. Wir werden die Rolle der Ernährung bei der Behandlung von Nierenkrebs untersuchen und Vorschläge für eine gesunde Lebensmittelauswahl machen.

Egal, ob Sie oder ein geliebter Mensch an Nierenkrebs leiden, dieses Buch ist eine wichtige Ressource, die wertvolle Informationen und Unterstützung bietet. Wenn Sie die Grundlagen von Nierenkrebs verstehen, lernen, Fakten von Fiktion zu unterscheiden und gesunde Bewältigungsstrategien anwenden, können Sie Ihre Gesundheit in den Griff bekommen und trotz dieser herausfordernden Erkrankung Ihr bestes Leben führen.

Inhaltsverzeichnis

KAPITEL 1
KAPITEL 2
KAPITEL 3
KAPITEL 4
KAPITEL 5

KAPITEL 1

Verstehen, was Nierenkrebs ist

Nierenkrebs entsteht, wenn sich Zellen in Ihren Nieren verändern und unkontrolliert wachsen. Menschen mit Nierenkrebs können Flankenbeschwerden, Bluthochdruck, Blut im Urin und andere Symptome verspüren. Zu den Therapien bei Nierenkrebs gehören Operation, Chemotherapie und Strahlentherapie. Wie bei vielen bösartigen Erkrankungen ist eine frühzeitige Erkennung für eine wirksame Behandlung wichtig.

WAS IST NIERENKREBS?

Nierenkrebs ist die abnorme Vermehrung von Zellen im Nierengewebe. Mit der Zeit bilden diese Zellen einen Knoten, der als Tumor bezeichnet wird. Krebs entsteht, wenn etwas eine Veränderung in den Zellen verursacht und sie sich unkontrolliert teilen.

Ein bösartiger oder bösartiger Tumor kann sich auf andere Gewebe und lebenswichtige Organe ausbreiten. Wenn dies geschieht, spricht man von Metastasierung.

WER IST VON NIERENKREBS BETROFFEN?

Nierenkrebs tritt am häufigsten bei Erwachsenen zwischen 65 und 74 Jahren auf. Männer sind doppelt so häufig davon betroffen wie Frauen. Auch in indianischen und schwarzen Gemeinden kommt die Krankheit häufiger vor.

Nierenkrebs kommt bei Kindern wesentlich seltener vor. In den USA wird jedoch jedes Jahr bei 500 bis 600 Kindern ein Wilms-Tumor (eine Art Nierenkrebs) diagnostiziert.

WELCHE ARTEN VON NIERENKREBS GIBT ES?

Es gibt zahlreiche Formen von Nierenkrebs, darunter:

NIERENZELLKARZINOM (RCC): Dies ist die häufigste Art von Nierenkrebs bei Erwachsenen und macht 85 % aller Nierenkrebserkrankungen aus. Nierenzellkarzinome entstehen normalerweise als einzelner Tumor in einer Niere, können aber auch beide Nieren befallen. Der Krebs entsteht in den Zellen, die die Tubuli Ihrer Niere auskleiden (winzige Röhrchen, die Nährstoffe und Flüssigkeit zurück in Ihr Blut leiten). Die häufigste Art von RCC ist das klarzellige Nierenzellkarzinom (ccRCC).

Übergangszellkrebs:
Übergangszellkarzinome treten bei 6 bis 7 % aller Nierenkrebserkrankungen auf. Dieser Krebs entsteht im Allgemeinen an der Stelle, an der Ihr Harnleiter an den Hauptabschnitt Ihrer Niere anschließt. Diese Stelle wird als Nierenbecken bezeichnet.

Übergangszellkarzinome können möglicherweise in Ihren Harnleitern oder Ihrer Blase entstehen.

Nierensarkom: Dies ist die seltenste Form von Nierenkrebs und macht etwa 1 % aller Nierenkrebsfälle aus. Er entsteht im Bindegewebe der Nieren und kann sich, wenn er nicht behandelt wird, auf umliegende Organe und Knochen ausbreiten.
WILMS-TUMOR: Dies ist die häufigste Art von Nierenkrebs bei Kindern. Er macht etwa 5 % aller Nierenkrebserkrankungen aus.

WIE HÄUFIG KOMMT NIERENKREBS VOR?

Nierenkrebs macht etwa 3,7 % aller bösartigen Erkrankungen in den Vereinigten Staaten aus. Jedes Jahr wird bei mehr als 62.000 Amerikanern Nierenkrebs diagnostiziert. Das Risiko für Nierenkrebs steigt mit dem Alter.

SYMPTOME UND URSACHEN

Was sind die Anzeichen von Nierenkrebs?
Nierenkrebs verursacht im Frühstadium
möglicherweise keine sichtbaren Symptome.
Doch mit der Entwicklung des Tumors
können Symptome auftreten. Aus diesem
Grund wird Nierenkrebs im Allgemeinen
erst entdeckt, wenn er bereits begonnen hat,
sich auszubreiten.

Zu den Symptomen von Nierenkrebs
können gehören:

- Blut im Urin (Hämaturie).
- Ein Knoten oder eine Masse in Ihrer
  Nierengegend.
- Unbehagen an der Flanke.
- Müdigkeit.
- Ein allgemeiner Eindruck des
  Unwohlseins.
- Appetitverlust.
- Gewichtsverlust.
- Leichtes Fieber.
- Knochenschmerzen.

- Bluthochdruck.
- Anämie.
- Hoher Kalziumgehalt.

WAS IST DIE HAUPTURSACHE FÜR NIERENKREBS?

Der genaue Ursprung von Nierenkrebs ist nicht bekannt, es gibt jedoch mehrere Risikofaktoren, die Ihr Krankheitsrisiko erhöhen können. Dazu gehören:

RAUCHEN: Raucher haben ein erhöhtes Risiko für Nierenkrebs. Außerdem steigt das Risiko, je länger jemand raucht.

ADIPOSITAS: Fettleibigkeit ist ein Risikofaktor für Nierenkrebs. Generell gilt: Je übergewichtiger eine Person ist, desto größer ist das Risiko.

HOHER BLUTDRUCK: Bluthochdruck, auch Hypertonie genannt, wird mit einem erhöhten Risiko für Nierenkrebs in Verbindung gebracht.

FAMILIENGESCHICHTE: Menschen, in deren Familienangehörigen Nierenkrebs aufgetreten ist, haben möglicherweise ein erhöhtes Risiko, selbst an Krebs zu erkranken.

STRAHLENTHERAPIE: Bei Frauen, die wegen einer Krebserkrankung der Geschlechtsorgane bestrahlt wurden, ist das Risiko, an Nierenkrebs zu erkranken, möglicherweise etwas höher.

GENVERÄNDERUNGEN (Mutationen): Gene enthalten Anweisungen für die Funktion einer Zelle. Veränderungen in bestimmten Genen können das Risiko für Nierenkrebs erhöhen.

LANGZEITDIALYSEBEHANDLUNG: Dialyse ist das Verfahren zur Reinigung Ihres Blutes, indem es durch eine spezielle Maschine geleitet wird. Dialyse wird durchgeführt, wenn die Nieren einer Person nicht richtig funktionieren.

TUBEROS SKLEROSE-KOMPLEX: Tuberöse Sklerose ist eine Erkrankung, die Krämpfe und geistige Defizite sowie die Bildung von Tumoren in vielen verschiedenen Organen verursacht.

VON-HIPPEL-LINDAU-KRANKHEIT (VHL): Menschen mit dieser genetischen Erkrankung haben ein erhöhtes Risiko, an Nierenkrebs zu erkranken. Bei dieser Krankheit entwickeln sich gutartige Tumore in den Blutgefäßen, vor allem in den Augen und im Gehirn.

WIE SCHWER IST EIN NIERENTUMOR?

Das kommt darauf an. Manche Nierentumoren sind gutartig (nicht bösartig). Diese Tumoren sind oft kleiner als bösartige Tumoren und breiten sich nicht in andere Körperregionen aus. Die chirurgische Entfernung ist die häufigste Therapie bei nicht bösartigen Nierentumoren.

Unabhängig davon, ob Ihr Nierentumor bösartig oder gutartig ist, sollten Sie die Therapie so schnell wie möglich beginnen, um Komplikationen zu minimieren.

DIAGNOSE UND TESTS
Wie wird Nierenkrebs diagnostiziert?
Wenn Sie Symptome von Nierenkrebs haben, wird Ihr Arzt eine vollständige Anamnese durchführen und eine körperliche Untersuchung durchführen. Er kann auch bestimmte Tests anfordern, die bei der Identifizierung und Beurteilung von Krebs helfen können. Diese Tests können Folgendes umfassen:

URINANALYSE: Eine Urinprobe wird untersucht, um festzustellen, ob sie Blut enthält. Bei der Untersuchung von Urinproben können selbst sehr kleine, für das menschliche Auge nicht wahrnehmbare Mengen Blut gefunden werden.

BLUTTESTS: Bei diesen Tests wird die Menge der verschiedenen Blutzellentypen gemessen und der Elektrolytgehalt in Ihrem Körper überprüft. Ein Bluttest kann Aufschluss darüber geben, ob zu wenige rote Blutzellen vorhanden sind (Anämie) oder ob Ihre Nierenfunktion beeinträchtigt ist (durch Überprüfung des Kreatinins).

CT-SCAN: Dies ist eine spezielle Röntgenuntersuchung, bei der ein Computer eine Bildfolge oder Schnitte Ihres Körperinneren erstellt. Dieser Test wird üblicherweise mit intravenös verabreichtem Kontrastmittel durchgeführt. Menschen mit eingeschränkter Nierenfunktion können das Kontrastmittel möglicherweise nicht erhalten.

MAGNETRESONANZTOMATOLOGIE (MRT): Bei diesem Test werden mithilfe eines großen Magneten, Radiowellen und eines Computers Bilder Ihres Körperinneren erzeugt.

ULTRASCHALL: Bei diesem Test werden hochfrequente Schallwellen durch das Körpergewebe geleitet, um Bilder zu erzeugen, die auf einem Monitor angezeigt werden. Dieser Test ist nützlich bei der Diagnose von Krebs, der eine andere Dichte als gesundes Gewebe aufweist.

NIERENMASSENBIOPSIE: Bei dieser Operation wird eine winzige Nadel in den Tumor eingeführt und eine kleine Gewebeprobe entnommen (Biopsie). Ein Pathologe untersucht das Gewebe unter dem Mikroskop, um festzustellen, ob Krebszellen vorhanden sind. Da Biopsien bei Nierenkrebs in der Regel nicht völlig zuverlässig sind, kann Ihr Arzt diesen Test verschreiben, muss es aber nicht.

WELCHE STADIEN GIBT ES BEI NIERENKREBS?

Die meisten Krebserkrankungen werden nach Stadien eingeteilt. Diese Beschreibung hilft bei der Planung der Therapie. Das Krebsstadium hängt ab von:

- Die Lage und Größe des Tumors.
- Das Ausmaß, in dem Ihre Lymphknoten betroffen sind.
- Das Ausmaß, in dem sich der Krebs auf andere Gewebe und Organe ausgebreitet hat (sofern überhaupt).

Ihr Arzt nutzt Informationen aus zahlreichen Tests, darunter CT, MRT und Biopsie, um das Krebsstadium zu bestimmen.

STADIUM I: Der Tumor ist höchstens 7 Zentimeter (cm) breit und befindet sich ausschließlich in Ihrer Niere. Er hat sich nicht auf Lymphknoten oder anderes Gewebe ausgebreitet. (Lymphknoten sind kleine „Filter", die Keime und Krebszellen abfangen und infektionsbekämpfende Zellen speichern.).

STADIUM II: Der Tumor ist größer als 7 cm, befindet sich aber noch ausschließlich in der Niere. Er hat sich nicht auf Lymphknoten oder anderes Gewebe ausgebreitet.

STADIUM III: Der Tumor hat sich bis zu Ihren Hauptblutgefäßen – Ihrer Nierenvene und der unteren Hohlvene – oder in das Ihre Niere umgebende Gewebe oder bis zu den benachbarten Lymphknoten ausgebreitet.

STADIUM IV: Der Tumor hat sich außerhalb Ihrer Niere in Ihre Nebenniere (die kleine Drüse, die über Ihrer Niere sitzt) oder in entfernte Lymphknoten oder andere Organe ausgebreitet.

Tumore werden auch in Grade eingeteilt. Dabei wird ein Tumor anhand der

Abweichungen seiner Zellen beurteilt. Die Einstufung des Tumors kann Ihrem Arzt auch Aufschluss darüber geben, wie schnell sich der Tumor voraussichtlich entwickeln wird. Tumore, deren Zellen nicht wie normale Zellen aussehen und sich schnell vermehren, werden als hochgradige Tumore bezeichnet. Hochgradige Krebserkrankungen entwickeln und verbreiten sich tendenziell schneller als niedriggradige Tumore.

MANAGEMENT UND BEHANDLUNG

Wie wird Nierenkrebs behandelt?

Die Therapie bei Nierenkrebs richtet sich nach Stadium und Grad des Tumors sowie nach Ihrem Alter und Ihrem allgemeinen Gesundheitszustand. Zu den Behandlungsmöglichkeiten gehören Operation, Ablation, Strahlenbehandlung, gezielte medikamentöse Therapie, Immuntherapie und gelegentlich Chemotherapie.

OPERATION
Bei den meisten Stadien von Nierenkrebs ist eine Operation die Therapie der Wahl. Es können mehrere chirurgische Optionen in Betracht gezogen werden, darunter:

PARTIELLER NEPHREKTOMIE: Ihr Chirurg entfernt den Abschnitt Ihrer Niere, der den Tumor enthält.

RADIKALE NEPHREKTOMIE: Ihr Chirurg entfernt Ihre gesamte Niere und einen Teil des sie umgebenden Gewebes. Möglicherweise werden auch einige Lymphknoten in der Region entfernt.
Wenn eine Niere entfernt wird, kann die verbleibende Niere normalerweise die Aufgabe beider Nieren übernehmen.

ABTRAGUNG
Manchmal können Hitze und Kälte Krebszellen zerstören. Menschen, für die eine Operation nicht in Frage kommt,

können von einer Kryoablation oder einer Radiofrequenzablation profitieren.

KRYOABLATION: Bei dieser Behandlung führt Ihr Arzt eine Nadel durch Ihre Haut in den Nierentumor ein. Die Krebszellen werden dann mit kaltem Gas gefroren.

RADIOFREQUENZABLATION: Ihr Arzt führt eine Nadel durch Ihre Haut in den Nierentumor ein. Anschließend wird ein elektrischer Strom durch die Krebszellen geleitet, um sie zu eliminieren.

STRAHLENTHERAPIE
Ihr Arzt kann Ihnen eine Strahlentherapie verschreiben, wenn Sie nur eine Niere haben oder wenn eine Operation für Sie nicht in Frage kommt. Strahlentherapie wird am häufigsten zur Linderung von Nierenkrebssymptomen wie Unwohlsein eingesetzt.

Gezielte Arzneimitteltherapie

Eine gezielte medikamentöse Behandlung unterdrückt wichtige Eigenschaften, die das Wachstum von Krebszellen ermöglichen. Beispielsweise können diese Medikamente die Bildung neuer Blutgefäße oder Proteine hemmen, die den Krebs ernähren.

Eine gezielte medikamentöse Behandlung wird normalerweise dann durchgeführt, wenn eine Operation nicht möglich ist. In bestimmten Situationen können diese Medikamente auch nach der Operation verabreicht werden, um das Risiko eines erneuten Auftretens des Krebses zu senken.

IMMUNOTHERAPIE

Bei der Immuntherapie werden bestimmte Medikamente eingesetzt, um Ihr Immunsystem zu stärken. Dies wiederum hilft Ihrem Körper, Krebszellen effizienter zu erkennen und zu beseitigen. Die Immuntherapie kann als einzelne Behandlung oder zusammen mit einer Operation durchgeführt werden.

CHEMOTHERAPIE

Eine Chemotherapie ist keine konventionelle Behandlungsform für Nierenkrebs. Sie kann jedoch bei bestimmten Menschen sinnvoll sein – in der Regel jedoch erst nach dem Versuch einer Immuntherapie und einer gezielten medikamentösen Behandlung. Chemotherapeutika werden entweder oral oder über eine Vene (intravenös) verabreicht und sind in der Regel gut verträglich.

VERHÜTUNG

Ist Nierenkrebs vermeidbar?
Da die eigentliche Ursache von Nierenkrebs unklar ist, gibt es keine Methode, ihn vollständig zu vermeiden. Sie können Ihr Risiko jedoch möglicherweise minimieren, indem Sie mit dem Rauchen aufhören und bestimmte Krankheiten wie Bluthochdruck, Diabetes und Fettleibigkeit behandeln.

AUSBLICK / PROGNOSE

Was erwartet mich, wenn ich Nierenkrebs habe?

Ihre Nierenkrebsprognose hängt von der Art und dem Stadium des Krebses ab (ob er nur in Ihrer Niere ist oder sich auf andere Bereiche Ihres Körpers ausgebreitet hat). Die Heilungschancen hängen auch von Ihrem allgemeinen Gesundheitszustand ab.

IST NIERENKREBS HEILBAR?

Wie andere bösartige Erkrankungen ist Nierenkrebs am besten heilbar, wenn er im Frühstadium diagnostiziert wird. Wenn die Krankheit frühzeitig erkannt wird, bevor sie die äußere Hülle der Niere durchbricht, ist Nierenkrebs in der Regel behandelbar.

LEBEN MIT

Wann sollte ich meinen Arzt aufsuchen?

Wenn bei Ihnen Symptome von Nierenkrebs auftreten, wie z. B. Schmerzen in der Seite, ein Knoten in der Nähe der Niere oder Blut im Urin, vereinbaren Sie sofort einen

Termin mit Ihrem Arzt. Er kann Tests durchführen, um die Ursache Ihrer Symptome zu ermitteln und einen spezifischen Behandlungsplan zu erstellen.

WELCHE FRAGEN SOLLTE ICH MEINEM GESUNDHEITSDIENSTLEISTER STELLEN?

Wenn Sie alles über Ihre Nierenkrebsdiagnose erfahren, können Sie fundierte Entscheidungen über Ihre Behandlung treffen. Hier sind einige Fragen, die Sie Ihrem Arzt stellen sollten:

- Welche Form von Nierenkrebs habe ich?
- Wo ist der Tumor?
- Ist der Krebs begrenzt oder hat er sich ausgebreitet?
- In welchem Stadium befindet sich mein Nierenkrebs?
- Welche Therapiemöglichkeiten habe ich?

- Wie ist meine Prognose?

Die Diagnose Nierenkrebs kann alarmierend, traurig und frustrierend sein. Wie bei anderen bösartigen Erkrankungen ist die Therapie von Nierenkrebs erfolgreicher, wenn er frühzeitig erkannt wird. Ihr Arzt kann mit Ihnen über Ihre Therapie sprechen und Ihnen weitere Informationen geben, die Ihnen helfen, Ihre Möglichkeiten zu verstehen. Sie können sich auch einer lokalen Selbsthilfegruppe anschließen oder den Rat eines Beraters oder Sozialarbeiters einholen. Diese Dinge können Ihnen helfen, während dieser schweren Zeit eine gute emotionale Haltung zu bewahren.

KAPITEL 2

<u>Widerlegung gängiger Missverständnisse/Mythen über Nierenkrebs</u>

Die Nieren sind ein wichtiges Organ in unserem Körper und für die Filterung von Abfallprodukten und überschüssiger Flüssigkeit aus unserem Blut verantwortlich. Leider können sie wie jeder andere Teil unseres Körpers von Krebs betroffen sein. Nierenkrebs ist eine sehr seltene Krebsart, die in den Vereinigten Staaten jedes Jahr etwa 74.000 Menschen befällt. Trotz seiner Seltenheit ist Nierenkrebs eine gefährliche Krankheit, die frühzeitig medizinisch behandelt werden muss.

Wie bei jeder Krankheit gibt es auch in Bezug auf Nierenkrebs zahlreiche Mythen und Missverständnisse. Manche Menschen glauben, dass Nierenkrebs durch übermäßigen Kaffee- oder Limonadenkonsum verursacht wird, während andere sagen, dass es sich hauptsächlich um eine Krankheit handelt, die ältere Menschen betrifft. Tatsächlich kann Nierenkrebs jedoch Menschen jeden Alters betreffen und es gibt verschiedene Variablen, die zu seiner Entwicklung beitragen können.

In diesem Kapitel werden wir einige der gängigsten Vorstellungen und Fakten zum Thema Nierenkrebs besprechen. Es ist wichtig, beim Thema Nierenkrebs zwischen Wahrheit und Mythos zu unterscheiden, da eine frühzeitige Diagnose und Behandlung die Chancen auf ein günstiges Ergebnis erheblich steigern kann. Indem wir gängige Mythen und Missverständnisse ausräumen, können wir den Betroffenen helfen, die wahre Natur dieser Krankheit zu verstehen und Maßnahmen zu ergreifen, um sich vor ihren Folgen zu schützen.

Lassen Sie uns also tiefer in die Welt des Nierenkrebses eintauchen und die Geheimnisse lüften, die sich hinter der Oberfläche verbergen. Auf diese Weise können wir uns mit den Informationen ausstatten, die wir benötigen, um diese Krankheit zu bekämpfen und ein gesundes, erfülltes Leben zu führen.

MYTHOS: Nierenkrebs betrifft vor allem ältere Menschen.

FAKT: Nierenkrebs kann Personen jeden Alters betreffen, kommt jedoch bei älteren Menschen häufiger vor.

MYTHOS: Nur Personen, in deren Familie Nierenkrebs vorkommt, können daran erkranken.

FAKT: Obwohl Nierenkrebs in der Familie Ihr Risiko erhöhen kann, gibt es bei den meisten Menschen, bei denen Nierenkrebs diagnostiziert wurde, keine Fälle dieser Erkrankung in der Familie.

MYTHOS: Nur Männer können Nierenkrebs bekommen.
FAKT: Sowohl Männer als auch Frauen können an Nierenkrebs erkranken.

MYTHOS: Nierenkrebs ist keine schwere Erkrankung.
FAKT: Nierenkrebs kann eine schwere und lebensbedrohliche Erkrankung sein, wenn er nicht frühzeitig erkannt und behandelt wird.

MYTHOS: Nierenkrebs geht in der Regel mit Beschwerden im unteren Rücken einher.
FAKT: Nierenkrebs verursacht im Frühstadium möglicherweise keine Symptome. Wenn Symptome auftreten, können sie Blut im Urin, Magenbeschwerden und Erschöpfung umfassen.

MYTHOS: Die Entfernung einer Niere führt zu Nierenversagen.

FAKT: Auch wenn die Entfernung einer Niere die gesamte Nierenfunktion verringert, kann die verbleibende Niere dies kompensieren und die normale Nierenfunktion aufrechterhalten.

MYTHOS: Eine Operation ist die einzige Therapie bei Nierenkrebs.

FAKT: Die häufigste Behandlungsart bei Nierenkrebs ist die Operation. Weitere Behandlungsmöglichkeiten sind Strahlentherapie, Chemotherapie und zielgerichtete Therapie.

MYTHOS: Nierenkrebs breitet sich immer auf andere Körperregionen aus.

FAKT: Nierenkrebs kann sich zwar auf andere Körperregionen ausbreiten, er kann jedoch auch auf die Niere beschränkt bleiben und überhaupt nicht streuen.

MYTHOS: Es gibt keine Methode, Nierenkrebs zu vermeiden.

FAKT: Es gibt verschiedene Änderungen des Lebensstils, die dazu beitragen können, das Risiko von Nierenkrebs zu senken, z. B. ein gesundes Gewicht zu halten, mit dem Rauchen aufzuhören und den Alkoholkonsum zu reduzieren.

MYTHOS: Viel Wasser trinken beugt Nierenkrebs vor.

FAKT: Obwohl eine ausreichende Flüssigkeitszufuhr für die allgemeine Gesundheit entscheidend ist, gibt es keine Belege dafür, dass das Trinken von viel Wasser Nierenkrebs vorbeugen kann.

MYTHOS: Der Verzehr von viel Protein kann Nierenkrebs auslösen.

FAKT: Obwohl einige Studien einen Zusammenhang zwischen übermäßigem Proteinkonsum und Nierenkrebs nachgewiesen haben, sind die Daten nicht eindeutig.

MYTHOS: Eine gute Ernährung kann Nierenkrebs nicht verhindern.

FAKT: Eine ausgewogene Ernährung mit wenig Fett und viel Obst und Gemüse kann dazu beitragen, das Risiko von Nierenkrebs zu minimieren.

MYTHOS: Wenn bei Ihnen ein Risikofaktor für Nierenkrebs vorliegt, werden Sie mit Sicherheit an der Krankheit erkranken.

FAKT: Auch wenn das Vorhandensein eines Risikofaktors für Nierenkrebs Ihr Risiko, an der Krankheit zu erkranken, erhöhen kann, ist dies keine Garantie dafür, dass Sie auch tatsächlich daran erkranken.

MYTHOS: Bei Nierenkrebs bilden sich in der Regel auffällige Knoten oder Beulen auf der Haut.

FAKT: Bei Nierenkrebs sind möglicherweise keine sichtbaren Knoten oder Beulen auf der Haut zu sehen, er kann aber dennoch andere Symptome wie Gewichtsverlust oder Fieber verursachen.

MYTHOS: Wenn Sie Nierenkrebs haben, benötigen Sie eine Nierentransplantation.
FAKT: Manche Menschen mit Nierenkrebs benötigen eine Nierentransplantation, aber nicht alle. Die Behandlung hängt vom Stadium und Ausmaß der Erkrankung ab.

MYTHOS: Nur Menschen mit einer schlechten Lebensführung erkranken an Nierenkrebs.
FAKT: Obwohl Lebensstilfaktoren wie Rauchen und Fettleibigkeit das Risiko für Nierenkrebs erhöhen können, können manche Menschen auch ohne bekannte Risikofaktoren an der Krankheit erkranken.

MYTHOS: Nur Personen mit Nierenerkrankungen sind von Nierenkrebs bedroht.
FAKT: Während bei Personen mit Nierenproblemen das Risiko für

Nierenkrebs erhöht ist, kann die Krankheit jeden treffen.

MYTHOS: Eine fettarme Ernährung hilft, Nierenkrebs vorzubeugen.

FAKT: Es gibt keinen Beweis dafür, dass eine fettarme Ernährung Nierenkrebs vorbeugen kann.

MYTHOS: Wenn Sie Nierenkrebs haben, benötigen Sie eine Nierentransplantation.

FAKT: Eine Nierentransplantation ist keine Therapie für Nierenkrebs. Eine Operation zur Entfernung der bösartigen Niere ist die konventionelle Therapie.

MYTHOS: Alle Nierentumoren sind bösartig.

FAKT: Nicht alle Nierentumoren sind bösartig. Manche Tumoren sind gutartig und müssen möglicherweise nicht behandelt werden.

MYTHOS: Nierenkrebs verursacht normalerweise Beschwerden.

FAKT : Nierenkrebs kann Beschwerden verursachen, muss dies aber nicht. Tatsächlich zeigen manche Menschen mit Nierenkrebs keinerlei Symptome.

MYTHOS: Bei Nierenkrebs tritt normalerweise Blut im Urin auf.
FAKT: Blut im Urin ist ein häufiges Anzeichen für Nierenkrebs, obwohl dies nicht bei jedem Nierenkrebspatienten auftritt.

MYTHOS: Alkoholkonsum kann Nierenkrebs auslösen.
FAKT: Es gibt keinen Beweis dafür, dass Alkoholkonsum Nierenkrebs verursacht.

MYTHOS: Sie können nur an Nierenkrebs erkranken, wenn es in Ihrer Familie Fälle davon gibt.
FAKT: Obwohl Nierenkrebs in der Familie Ihr Risiko erhöhen kann, gibt es bei den meisten Menschen mit Nierenkrebs keine

familiäre Vorbelastung für diese Erkrankung.

MYTHOS : Wenn Sie eine Zyste an Ihrer Niere haben, ist das ein Zeichen dafür, dass Sie Nierenkrebs haben.
FAKT: Die meisten Nierenzysten sind nicht bösartig und müssen nicht behandelt werden.

MYTHOS: Nierenkrebs erfordert immer eine Chemotherapie.
FAKT: Chemotherapie ist keine konventionelle Behandlung von Nierenkrebs. Chirurgie und Strahlentherapie sind die gängigsten Therapien.

MYTHOS: Wenn Sie Nierenkrebs haben, verlieren Sie die gesamte Nierenfunktion.
FAKT: Wenn aufgrund von Nierenkrebs eine Niere entfernt wird, kann die verbleibende Niere den Verlust

kompensieren und die normale Nierenfunktion aufrechterhalten.

MYTHOS: Wenn Sie Nierenkrebs haben, werden Sie daran sterben.

FAKT: Nierenkrebs kann zwar eine verheerende Krankheit sein, viele Nierenkrebspatienten können jedoch mit der richtigen Therapie geheilt werden.

MYTHOS: Wenn Sie Nierenkrebs haben, benötigen Sie eine Dialyse.

FAKT: Wenn aufgrund von Nierenkrebs eine Niere entfernt wird, kann die verbleibende Niere im Allgemeinen ihre normale Nierenfunktion aufrechterhalten, ohne dass eine Dialyse erforderlich ist.

MYTHOS: Nur Menschen mit hohem Blutdruck laufen Gefahr, an Nierenkrebs zu erkranken.

FAKT: Bluthochdruck kann zwar das Risiko von Nierenkrebs erhöhen, ist aber nicht der einzige Risikofaktor. Weitere

Risikofaktoren sind Rauchen, Fettleibigkeit und Nierenkrebs in der Familie.

MYTHOS: Nierenkrebs breitet sich immer auf andere Körperregionen aus.

FAKT: Nierenkrebs kann sich zwar in andere Körperregionen ausbreiten, dies ist jedoch nicht bei allen Nierenkrebserkrankungen der Fall. Eine frühzeitige Diagnose und Behandlung kann die Ausbreitung des Krebses verhindern.

MYTHOS: Wenn Sie Nierenkrebs haben, können Sie keine Kinder bekommen.

FAKT: Je nach Stadium und Behandlung von Nierenkrebs können viele Betroffene Kinder bekommen.

MYTHOS: Wenn Sie Nierenkrebs haben, können Sie kein normales Leben führen.

FAKT: Bei angemessener Behandlung können viele Patienten mit Nierenkrebs ein normales, aktives Leben weiterführen.

MYTHOS: Es gibt keine Frühindikatoren für Nierenkrebs.

FAKT: Frühe Anzeichen für Nierenkrebs können Blut im Urin, Rückenschmerzen und eine Masse im Bauch sein.

MYTHOS: Rauchen erhöht nicht das Risiko von Nierenkrebs.

FAKT: Rauchen ist ein erheblicher Risikofaktor für Nierenkrebs.

MYTHOS: Eine gesunde Ernährung beugt Nierenkrebs vor.

FAKT: Eine nährstoffreiche Ernährung kann zwar das Risiko vieler Krebsarten senken, eine Vorbeugung gegen Nierenkrebs ist jedoch nicht erwiesen.

MYTHOS: Nur Menschen mit hohem Blutdruck laufen Gefahr, an Nierenkrebs zu erkranken.

FAKT: Obwohl Bluthochdruck Ihr Risiko für Nierenkrebs erhöhen kann, ist er nicht der einzige Risikofaktor.

MYTHOS: Nur Diabetiker sind von Nierenkrebs bedroht.

FAKT: Diabetes kann zwar Ihr Risiko für Nierenkrebs erhöhen, es ist jedoch nicht der einzige Risikofaktor.

MYTHOS: Wenn Sie Nierenkrebs haben, muss Ihre Niere entfernt werden.

FAKT: Je nach Größe und Lage des Tumors muss unter Umständen nur die Hälfte der Niere entfernt werden.

MYTHOS: Eine Operation ist die einzige Therapie bei Nierenkrebs.

FAKT: Andere Therapien für Nierenkrebs können Strahlentherapie, Chemotherapie, Immuntherapie oder zielgerichtete Therapie umfassen.

MYTHOS: Wenn Sie Nierenkrebs haben, müssen Sie eine Chemotherapie machen.

FAKT: Obwohl eine Chemotherapie unter bestimmten Umständen zur Behandlung von Nierenkrebs eingesetzt werden kann, ist sie bei den meisten Nierenkrebserkrankungen nicht die Hauptbehandlungsmethode.

MYTHOS: Nierenkrebs kommt nach der Therapie normalerweise wieder.

FAKT: Obwohl Nierenkrebs gelegentlich nach der Behandlung wieder auftreten kann, hängt die Wahrscheinlichkeit eines Rückfalls von verschiedenen Variablen ab, unter anderem vom Stadium und der Art des Tumors.

MYTHOS: Wenn Sie Nierenkrebs haben, müssen Sie sich häufig einer Dialyse unterziehen.

FAKT: Dialyse wird üblicherweise nicht zur Behandlung von Nierenkrebs eingesetzt.

MYTHOS: Wenn Sie Nierenkrebs haben, müssen Sie sich häufigen Strahlenbehandlungen unterziehen.

FAKT: Strahlenbehandlung kann unter bestimmten Umständen zur Behandlung von Nierenkrebs eingesetzt werden, sie ist jedoch nicht immer erforderlich.

MYTHOS: Nierenkrebs ist keine weit verbreitete Krebsart.
FAKT: Nierenkrebs ist eine der 10 häufigsten Krebsarten.

KAPITEL 3

<u>Tipps zur Bewältigung von Nierenkrebs</u>

BEHANDLUNG DER SYMPTOME UND NEBENWIRKUNGEN DER NIERENKREBSBEHANDLUNG: MÜDIGKEIT, ÜBELKEIT, SCHMERZEN, HAARAUSFALL USW.

Nierenkrebs ist eine Krebsart, die in den Nieren entsteht, den Organen, die für das Filtern von Abfallprodukten aus dem Blut und die Bildung von Urin verantwortlich sind. Die Behandlung von Nierenkrebs kann eine Operation, Strahlenbehandlung, Chemotherapie, gezielte Therapie und Immuntherapie umfassen.

Diese Therapien können zwar hilfreich sein, haben aber in der Regel Nebenwirkungen, die die Lebensqualität einer Person dramatisch beeinträchtigen können. Hier sind einige Techniken zum Umgang mit typischen Symptomen und Nebenwirkungen der Nierenkrebsbehandlung:

MÜDIGKEIT: Müdigkeit ist eine typische Nebenwirkung der Nierenkrebstherapie. Um Müdigkeit zu bewältigen, ist es wichtig, Ruhe und Entspannung zu fördern. Nickerchen, ausreichend Schlaf in der Nacht und Energiesparen können hilfreich sein. Es ist auch wichtig, ausreichend Flüssigkeit zu sich zu nehmen und sich ausgewogen zu ernähren, damit der Körper die nötigen Nährstoffe und Energie erhält. Übungen wie Gehen oder leichtes Yoga können ebenfalls hilfreich sein, um Müdigkeit zu lindern.

ÜBELKEIT UND ERBRECHEN: Übelkeit und Erbrechen können Nebenwirkungen einer Chemotherapie oder Strahlenbehandlung sein. Um diese Symptome zu behandeln, ist es wichtig, ausreichend Flüssigkeit zu sich zu nehmen und über den Tag verteilt mehrere kleine Mahlzeiten zu sich zu nehmen. Auch das

Vermeiden von fettreichen oder schwer verdaulichen Mahlzeiten kann hilfreich sein. Ein Arzt kann auch Medikamente wie z. B. Mittel gegen Übelkeit verschreiben, um diese Symptome unter Kontrolle zu halten.

SCHMERZEN: Schmerzen können ein typisches Anzeichen für Nierenkrebs sowie eine Nebenwirkung der Therapie sein. Um Schmerzen zu lindern, ist es wichtig, mit Ihrem Arzt über die Schwere und den Ort Ihrer Beschwerden zu sprechen.
Sie können Schmerzmittel oder andere Medikamente verschreiben, um die Beschwerden zu lindern. Auch nichtmedikamentöse Therapien wie Akupunktur oder Massage können hilfreich sein.

HAARAUSFALL: Haarausfall kann eine Nebenwirkung von Chemotherapie und gezielter Behandlung sein. Obwohl es keine Möglichkeit gibt, Haarausfall vollständig zu vermeiden, gibt es Strategien, ihn zu kontrollieren. Das Tragen einer Perücke oder eines Kopftuchs, die Verwendung sanfter Haarpflegemittel und das Vermeiden aggressiver Chemikalien können dazu beitragen, Haarausfall zu verhindern.

HAUTVERÄNDERUNGEN:
Strahlenbehandlung und gezielte Therapie können Hautveränderungen wie Trockenheit, Juckreiz und Rötung hervorrufen. Um diese Symptome unter Kontrolle zu halten, ist es wichtig, die Haut sauber und mit Feuchtigkeit versorgt zu halten. Das Vermeiden heißer Duschen und Bäder und das Tragen lockerer, bequemer Kleidung können ebenfalls hilfreich sein. Es ist wichtig, mit Ihrem Arzt zu sprechen, wenn Sie Hautveränderungen feststellen, da er möglicherweise Therapien zur Linderung der Symptome anbieten kann.

APPETITVERLUST: Appetitlosigkeit kann eine typische Nebenwirkung der Nierenkrebstherapie sein. Um diesen

Zustand zu kontrollieren, ist es wichtig, über den Tag verteilt kleine, häufige Mahlzeiten zu sich zu nehmen. Auch der Verzehr von protein- und kalorienreichen Mahlzeiten kann hilfreich sein. Es kann sinnvoll sein, einen Ernährungsberater oder Diätassistenten zu konsultieren, der Ihnen dabei helfen kann, einen Ernährungsplan zu erstellen, der Ihren Nährstoffbedarf erfüllt.

EMOTIONALE VERÄNDERUNGEN: Der Umgang mit einer Krebsdiagnose und die anhaltende Behandlung können emotional belastend sein. Es ist wichtig, sich selbst Priorität einzuräumen und Hilfe von Angehörigen oder einem Psychologen zu suchen. Auch Aktivitäten, die Freude und Entspannung bieten, wie Lesen oder Musikhören, können helfen, mit emotionalen Schwankungen umzugehen.

Zusammenfassend lässt sich sagen, dass die Behandlung von Symptomen und Nebenwirkungen der Nierenkrebstherapie darauf abzielt, auf sich selbst zu achten, mit Ihrem Arzt über alle Symptome zu sprechen, die Sie haben, und sich Hilfe von Angehörigen oder einem Psychologen zu holen. Mit dem richtigen Behandlungsplan und der richtigen Unterstützung ist es möglich, diese Symptome zu behandeln und während und nach der Behandlung eine angemessene Lebensqualität aufrechtzuerhalten.

MIT SEELISCHEN BELASTUNGEN UMGEHEN: ANGST, DEPRESSION, FURCHT USW.

Nierenkrebs kann eine sehr unangenehme Diagnose sein, die zu einer Reihe von Gefühlen wie Sorge, Melancholie, Angst und Anspannung führen kann. Der Umgang mit diesen Gefühlen kann hart sein, aber es gibt mehrere Möglichkeiten, die den Betroffenen helfen können, mit ihrem emotionalen Leiden umzugehen.

Erstens kann es sehr hilfreich sein, Hilfe von Angehörigen, Freunden und der Familie zu bekommen. Mit anderen über die Diagnose und die damit verbundenen Gefühle zu sprechen, kann therapeutisch sein und Menschen helfen, sich weniger entfremdet zu fühlen. Es ist entscheidend, ein solides Unterstützungsnetzwerk zu haben und frei und ehrlich mit den Menschen in Ihrer Umgebung zu sprechen.

Ein weiterer hilfreicher Bewältigungsansatz ist die Inanspruchnahme professioneller Hilfe. Dazu kann ein Gespräch mit einem Therapeuten, Berater oder Sozialarbeiter gehören, der den Patienten auf dem emotionalen Weg des Nierenkrebses Orientierung und Unterstützung bietet. Sie können den Patienten dabei helfen, ihre Gefühle zu verstehen und zu verarbeiten, Bewältigungsmethoden zu entwickeln und Informationen zu Diensten zu geben, die hilfreich sein können.

Neben der Inanspruchnahme von Hilfe ist es wichtig, auf die körperliche Gesundheit zu achten. Dazu können eine nahrhafte Ernährung, regelmäßige Bewegung und ausreichend Schlaf gehören. Diese Aktivitäten können helfen, Stress und Ängste abzubauen, die Stimmung zu verbessern und das allgemeine Wohlbefinden zu fördern.

Es kann auch hilfreich sein, sich mit Dingen zu beschäftigen, die Freude und Entspannung bereiten. Dazu können Hobbys wie Lesen, Musikhören oder Spaziergänge in der Natur gehören. Meditation, Yoga und andere Entspannungsübungen können ebenfalls wirksam sein, um Stress abzubauen und das emotionale Wohlbefinden zu steigern.

Es ist wichtig, die Gefühle zu erkennen und zu akzeptieren, die mit der Diagnose Nierenkrebs einhergehen. Dies kann eine schwierige Zeit sein, und es ist ganz natürlich, viele verschiedene Emotionen zu empfinden. Indem man diese Gefühle zugibt und akzeptiert, kann man beginnen, sie zu verarbeiten und Lösungen zu finden, um mit dem emotionalen Leiden umzugehen.

Schließlich kann es hilfreich sein, sich über Nierenkrebs und seine Behandlung zu informieren. Wissen kann den Betroffenen das Gefühl geben, die Kontrolle zu behalten, und kann dabei helfen, Angst und Sorge abzubauen. Gespräche mit Ärzten und medizinischen Experten sowie die Suche nach glaubwürdigen Informationsquellen können Patienten dabei helfen, ihre Diagnose zu verstehen und fundierte Entscheidungen bezüglich ihrer Behandlung zu treffen.

Zusammenfassend lässt sich sagen, dass der Umgang mit emotionalem Unbehagen bei Nierenkrebs eine vielfältige Strategie erfordert. Sich Unterstützung zu suchen, sich um die körperliche Gesundheit zu kümmern, an Aktivitäten teilzunehmen, die das Wohlbefinden fördern, Gefühle zu akzeptieren und anzuerkennen und sich weiterzubilden, können alles hilfreiche Techniken zur Bewältigung emotionalen Unbehagens sein. Mit der richtigen Unterstützung und den richtigen Taktiken können Menschen ihre Emotionen verarbeiten und in dieser schwierigen Zeit ein Gefühl der Ruhe und des Wohlbefindens finden.

ERNÄHRUNGS- UND DIÄTTIPPS FÜR NIERENKREBSPATIENTEN: EIN GESUNDES GEWICHT BEHALTEN, AUSREICHEND FLÜSSIGKEIT TRINKEN USW.

Nierenkrebs ist eine Krebsart, die die Nieren befällt. Diese Organe sind dafür verantwortlich, Abfallstoffe aus dem Blut zu filtern und sie in Form von Urin auszuscheiden. Ernährung und

Nahrungsmittel spielen bei der Behandlung von Nierenkrebs eine wichtige Rolle, da sie dazu beitragen können, die allgemeine Gesundheit und das Wohlbefinden zu verbessern, das Risiko von Komplikationen zu minimieren und die Wirksamkeit der Therapie zu steigern. Hier sind einige Ernährungs- und Nahrungsmitteltipps für Nierenkrebspatienten:

Halten Sie ein gesundes Gewicht: Für Nierenkrebspatienten ist es wichtig, ein gesundes Gewicht zu halten, da Übergewicht das Risiko von Problemen wie Bluthochdruck und Diabetes erhöhen kann. Eine ausgewogene und nahrhafte Ernährung sowie regelmäßige Bewegung können helfen, ein gesundes Gewicht zu erreichen und zu halten. Es ist wichtig, einen Arzt oder einen qualifizierten Ernährungsberater aufzusuchen, um einen individuellen Plan zu erstellen, der den individuellen Anforderungen und Vorlieben entspricht.

Bleiben Sie hydriert: Ausreichende Flüssigkeitszufuhr ist für Nierenkrebspatienten lebenswichtig, da sie hilft, Abfallprodukte aus dem Körper zu spülen und die Nierenfunktion fördert. Patienten sollten versuchen, mindestens acht bis zehn Gläser Wasser pro Tag zu trinken und Getränke zu vermeiden, die den Körper dehydrieren könnten, wie Alkohol und Koffein.

SALZAUBER BEGRENZEN: Hohe Natriummengen können den Blutdruck erhöhen, was die Nieren belasten kann. Nierenkrebspatienten sollten ihren Natriumkonsum auf weniger als 2.300 Milligramm pro Tag beschränken, was ungefähr einem Teelöffel Salz entspricht.

Verarbeitete und abgepackte Lebensmittel wie Dosensuppen, Soßen und Snacks enthalten im Allgemeinen große Mengen

Salz und sollten vermieden oder nur in Maßen verzehrt werden.

Erhöhen Sie die Ballaststoffaufnahme: Ballaststoffreiche Mahlzeiten können helfen, den Stuhlgang zu regulieren und Verstopfung zu reduzieren, die eine typische Nebenwirkung der Krebstherapie ist. Nierenkrebspatienten sollten versuchen, täglich mindestens 25 bis 30 Gramm Ballaststoffe zu sich zu nehmen, die in Obst, Gemüse, Vollkorn und Hülsenfrüchten enthalten sein können.

MAGERE PROTEINQUELLEN EINSCHLIESSEN: Protein wird für die Entwicklung und Reparatur von Gewebe benötigt, aber die Aufnahme von zu viel tierischem Protein kann die Nieren belasten. Patienten mit Nierenkrebs sollten versuchen, magere Proteinquellen wie Hühnchen, Fisch, Tofu und Bohnen zu sich zu nehmen und den Verzehr von rotem Fleisch und verarbeitetem Fleisch einzuschränken.

ESSEN SIE VIELFÄLTIGE OBST- UND GEMÜSEFRÜCHTE:

Obst und Gemüse sind reich an Vitaminen, Mineralien und Antioxidantien, die die allgemeine Gesundheit und das Wohlbefinden verbessern können. Nierenkrebspatienten sollten versuchen, eine Auswahl an buntem Obst und Gemüse zu essen, wie Beeren, Zitrusfrüchte, Blattgemüse und Kreuzblütler wie Brokkoli und Blumenkohl.

Vermeiden Sie Nahrungsergänzungsmittel und pflanzliche Heilmittel:

Einige Nahrungsergänzungsmittel und pflanzliche Heilmittel können Wechselwirkungen mit Krebstherapien haben und negative Auswirkungen haben. Patienten mit Nierenkrebs sollten vor der Anwendung von Nahrungsergänzungsmitteln oder natürlichen Therapien ihren Arzt konsultieren.

Zusammenfassend sollten Nierenkrebspatienten versuchen, ein gesundes Gewicht zu halten, ausreichend Flüssigkeit zu sich zu nehmen, den Salzkonsum zu begrenzen, die Ballaststoffaufnahme zu steigern, magere Proteinquellen einzubeziehen, eine Vielzahl von Obst und Gemüse zu sich zu nehmen und Nahrungsergänzungsmittel und pflanzliche Arzneimittel zu vermeiden. Es ist wichtig, einen Arzt oder einen qualifizierten Ernährungsberater aufzusuchen, um einen maßgeschneiderten Ernährungs- und Lebensmittelplan zu erstellen, der den individuellen Anforderungen und Vorlieben entspricht.

RUHE UND ENTSPANNUNG: DIE WICHTIGKEIT VON SELBSTPFLEGE UND STRESSREDUZIERUNGSTECHNIKEN FÜR PATIENTEN MIT NIERENKREBS

Ruhe und Entspannung sind für die Erhaltung der allgemeinen Gesundheit und des Wohlbefindens unerlässlich, insbesondere für Patienten mit Nierenkrebs, die sich in Behandlung befinden. Selbstfürsorge und Stressabbau können eine wichtige Rolle dabei spielen, Patienten dabei zu helfen, mit den körperlichen und psychischen Problemen umzugehen, die mit einer Krebsdiagnose einhergehen.

Einer der Hauptvorteile von Ruhe und Entspannung ist, dass sie dabei helfen, den Stresspegel zu senken. Stress ist eine normale Reaktion auf schwierige Situationen, aber wenn er chronisch wird, kann er erhebliche negative Auswirkungen auf die Gesundheit haben. Chronischer Stress kann das Immunsystem schwächen, den Schlaf beeinträchtigen und zur Entwicklung einer Reihe von körperlichen und psychischen Gesundheitsstörungen führen.

Für Menschen mit Nierenkrebs kann Stress äußerst schädlich sein. Die Diagnose Krebs kann ein schreckliches Ereignis sein, und die Ungewissheit und Angst, die mit der Krankheit einhergehen, können schwere seelische Qualen verursachen. Darüber hinaus können viele Krebstherapien, wie Chemotherapie und Strahlentherapie, körperlich anstrengend und stressig sein.

Um den Stresspegel unter Kontrolle zu halten, können Menschen mit Nierenkrebs von einer Reihe von Selbsthilfepraktiken profitieren. Dazu können Meditation, Atemübungen, Yoga, Tai Chi oder andere Entspannungsmethoden gehören. Diese Praktiken können helfen, den Blutdruck zu senken, Muskelverspannungen abzubauen und das Gefühl von Ruhe und Wohlbefinden zu steigern.

Zusätzlich zu diesen Behandlungen sollten Menschen mit Nierenkrebs darauf achten, ausreichend zu entspannen und zu schlafen. Die Krebsbehandlung kann körperlich anstrengend sein, und ausreichend Ruhe ist für die Heilung und Erholung des Körpers unerlässlich. Patienten sollten versuchen, jede Nacht mindestens 7 bis 8 Stunden zu schlafen und einen regelmäßigen Schlafrhythmus beizubehalten, um gute Schlafgewohnheiten zu fördern.

Für Menschen mit Nierenkrebs ist es außerdem wichtig, sich auf Aktivitäten zu konzentrieren, die ihnen Freude bereiten und ihnen helfen, sich ruhiger zu fühlen. Dazu kann gehören, Zeit mit geliebten Menschen zu verbringen, Hobbys oder Interessen nachzugehen oder sich einfach Zeit zum Ausruhen und Entspannen in einer ruhigen Umgebung zu nehmen.

Insgesamt sind Ruhe und Entspannung für Menschen mit Nierenkrebs von entscheidender Bedeutung. Durch die Betonung von Selbstfürsorge und

Stressabbau können Patienten die körperlichen und emotionalen Schwierigkeiten der Krebsbehandlung besser bewältigen, ihre allgemeine Gesundheit und ihr Wohlbefinden verbessern und letztendlich ihre Genesung unterstützen.

SEXUALITÄT UND INTIMITÄT: MIT VERÄNDERUNGEN DER SEXUELLEN FUNKTION UND INTIMITÄT WÄHREND DER BEHANDLUNG UND GENESUNG VON NIERENKREBS UMGEHEN

Sexualität und Intimität sind wichtige Bestandteile menschlicher Beziehungen, die durch die Diagnose, Behandlung und Genesung von Nierenkrebs beeinflusst werden können. Veränderungen der sexuellen Funktion und Intimität können eine typische Nebenwirkung der Nierenkrebstherapie sein und einen erheblichen Einfluss auf das emotionale und psychische Wohlbefinden des Patienten und seines Partners haben.

Es gibt verschiedene Variablen, die nach der Therapie und Genesung von Nierenkrebs zu Veränderungen der sexuellen Funktion und Intimität führen können. Dabei kann es sich um körperliche Veränderungen wie Schmerzen, Müdigkeit und Appetitlosigkeit sowie um psychische Veränderungen wie Sorgen, Traurigkeit und Angst handeln.

Eine der häufigsten körperlichen Veränderungen, die die sexuelle Leistungsfähigkeit und Intimität nach einer Nierenkrebstherapie beeinträchtigen können, ist Erschöpfung. Dies kann es den Patienten erschweren, sich körperlich in der Lage zu fühlen, an sexuellen Aktivitäten teilzunehmen, und kann auch ihr emotionales Verlangen nach Nähe beeinflussen. Schmerzen und Schmerzen durch chirurgische Eingriffe oder

Strahlentherapie können auch die sexuelle Funktion beeinträchtigen und sexuelle Aktivitäten erschweren oder unangenehm machen.

Neben körperlichen Veränderungen können auch emotionale Faktoren zu Veränderungen der sexuellen Funktion und Nähe beitragen. Angst und Traurigkeit treten während der Krebsbehandlung und -heilung häufig auf und können die Fähigkeit eines Patienten beeinträchtigen, eine emotionale Verbindung zu seinem Partner aufzubauen. Angst und Unsicherheit über die Zukunft können es Patienten auch schwer machen, sich in ihren Beziehungen sicher und geborgen zu fühlen.

Der Umgang mit Veränderungen der Sexualfunktion und des Intimlebens nach der Behandlung und Genesung von Nierenkrebs kann schwierig sein, aber es gibt Möglichkeiten, die helfen können. Kommunikation ist entscheidend, und

Patienten und ihre Partner sollten offen und ehrlich über ihre Gedanken und Sorgen sprechen. Dies kann dazu beitragen, Vertrauen aufzubauen und die emotionale Verbindung zwischen den Partnern zu vertiefen.

Patienten sollten sich auch an ihr medizinisches Team wenden, um körperliche Probleme zu behandeln, die die sexuelle Funktion beeinträchtigen können. Dies kann die medikamentöse Behandlung von Schmerzen und Müdigkeit sowie die Suche nach anderen Therapien zur Behandlung dieser Symptome, wie Massagetherapie oder Akupunktur, umfassen.

Eine Sexualtherapie kann für Patienten und ihre Beziehungen ebenfalls von Nutzen sein. Sie kann ihnen dabei helfen, Strategien zu entwickeln, um Nähe und Verbundenheit aufrechtzuerhalten, selbst wenn sie mit körperlichen und psychischen Problemen konfrontiert sind. Eine Beratung kann auch eine sichere Umgebung bieten, um Probleme und Schwierigkeiten im Zusammenhang mit sexueller Funktion und Intimität anzusprechen und Wege zu finden, mit Veränderungen umzugehen und sich an sie anzupassen.

Insgesamt sind Veränderungen der sexuellen Funktion und der Intimität ein normaler und manchmal herausfordernder Aspekt der Nierenkrebstherapie und -rehabilitation. Mit offener Kommunikation, Unterstützung durch Gesundheitsexperten und der Bereitschaft, sich anzupassen und neue Taktiken auszuprobieren, können Patienten und ihre Partner jedoch während dieser schwierigen Zeit eine gesunde und lohnende Beziehung aufrechterhalten.

FINANZIELLE UNTERSTÜTZUNG FÜR PATIENTEN MIT

NIERENKREBS: BEWÄLTIGUNG DER BEHANDLUNGSKOSTEN UND VERSICHERUNGSABDECKUNG

Nierenkrebs, auch Nierenzellkarzinom genannt, ist eine Krebsart, die sich in den Zellen der Niere entwickelt. Wie bei anderen Krebsarten kann die Behandlung von Nierenkrebs kostspielig sein und eine erhebliche finanzielle Belastung für Patienten und ihre Familien darstellen. In diesem Beitrag untersuchen wir Alternativen für finanzielle Unterstützung, die Nierenkrebspatienten helfen können, die Behandlungskosten zu tragen und eine Versicherungsdeckung auszuhandeln.

KRANKENVERSICHERUNGSABDECKUNG:

Der erste Schritt zur Kontrolle der Kosten einer Nierenkrebsbehandlung besteht darin, Ihren Krankenversicherungsschutz zu überprüfen. Wenn Sie Ihren Versicherungsschutz kennen, können Sie sich auf Eigenzahlungen vorbereiten und Überraschungen bei der Rechnungsstellung vermeiden. Es ist wichtig zu wissen, welche Leistungen von Ihrem Versicherungsschutz abgedeckt sind und welche Kosten Sie zu zahlen haben. Einige Krankenversicherungen decken möglicherweise die Kosten einer Nierenkrebsbehandlung ab, einschließlich Operation, Chemotherapie, Strahlentherapie und anderer damit verbundener medizinischer Ausgaben.

MEDIZINISCHE VERSORGUNG:
Medicare ist ein staatliches Krankenversicherungsprogramm, das Erwachsenen über 65 Jahren sowie Personen mit entsprechenden Behinderungen oder chronischen Krankheiten Versicherungsschutz bietet. Wenn Sie Anspruch auf Medicare haben, kann Ihr Versicherungsschutz auch die Behandlung von Nierenkrebs umfassen. Medicare Teil A deckt stationäre

Krankenhausaufenthalte ab, während Medicare Teil B Arztbesuche, ambulante Behandlungen und bestimmte medizinische Geräte abdeckt. Medicare Teil D bietet Versicherungsschutz für verschreibungspflichtige Medikamente.

MEDICAID:
Medicaid ist ein kombiniertes Bundes- und Landesprogramm, das Personen mit geringem Einkommen Krankenversicherungsschutz bietet. Wenn Sie Anspruch auf Medicaid haben, haben Sie möglicherweise Anspruch auf eine Kostenübernahme für die Behandlung von Nierenkrebs. Medicaid deckt eine Reihe von Leistungen ab, darunter Krankenhausaufenthalte, medizinische Leistungen, Labortests und verschreibungspflichtige Medikamente.

Sozialversicherung für Behinderte (SSDI):
Wenn Sie aufgrund Ihrer Nierenkrebsdiagnose nicht mehr arbeiten

können, haben Sie möglicherweise Anspruch auf Zahlungen aus der Sozialversicherung für Behinderte (SSDI). Die SSDI bietet Personen, die aufgrund einer Behinderung nicht arbeiten können, eine monatliche Entschädigung. Die Höhe Ihrer Leistung hängt von Ihrer Arbeitshistorie und Ihrem Einkommen ab.

ZUSÄTZLICHES SICHERHEITSEINKOMMEN (SSI):
Supplemental Security Income (SSI) ist ein staatliches Programm, das Menschen mit Behinderungen, die nur über begrenztes Einkommen und begrenzte Mittel verfügen, finanzielle Unterstützung bietet. Wenn Sie Anspruch auf SSI haben, haben Sie möglicherweise Anspruch auf eine monatliche Zahlung zur Deckung der Lebenshaltungskosten, einschließlich Arztrechnungen.

GEMEINNÜTZIGE ORGANISATIONEN:

Es gibt mehrere Wohltätigkeitsorganisationen, die Nierenkrebspatienten finanziell unterstützen. Diese Organisationen gewähren möglicherweise Zuschüsse zur Deckung der Behandlungskosten, Reisekosten und anderer damit verbundener Ausgaben. Einige Organisationen stellen Patienten und ihren Familien auch Lehrmaterial und Unterstützungsdienste zur Verfügung.

KLINISCHE VERSUCHE:
Klinische Studien sind Forschungsuntersuchungen, die neuartige Therapien oder medizinische Verfahren bewerten. Wenn bei Ihnen Nierenkrebs diagnostiziert wurde, sind Sie möglicherweise für die Teilnahme an einer klinischen Studie geeignet. Unter bestimmten Umständen können im Rahmen klinischer Studien kostenlose oder kostengünstige Therapieoptionen angeboten werden.

Zusammenfassend lässt sich sagen, dass es hart sein kann, mit den Kosten einer Nierenkrebsbehandlung zu leben, aber es gibt Alternativen zur finanziellen Unterstützung, die Ihnen helfen können. Indem Sie diese Möglichkeiten prüfen und mit Ihrem Gesundheitsteam zusammenarbeiten, können Sie sich die Mittel aneignen, die Sie benötigen, um die Behandlungskosten zu bewältigen und sich auf Ihre Genesung zu konzentrieren.

MIT LIEBSTEN ÜBER NIERENKREBS SPRECHEN: SO KOMMUNIZIEREN SIE MIT FAMILIE UND FREUNDEN ÜBER IHRE DIAGNOSE UND BEHANDLUNG.

Die Diagnose Nierenkrebs zu erhalten, kann entmutigend sein, und einer der schwierigsten Aspekte dieser Reise ist es, die Nachricht Ihren Angehörigen mitzuteilen. Es kann schwierig sein, zu wissen, wie man das Gespräch beginnt, was man sagt und wie man die auftretenden Emotionen kontrolliert. Hier sind einige Empfehlungen, die Ihnen dabei helfen, mit Familie und Freunden über Ihre Diagnose und Behandlung zu kommunizieren:

VORBEREITET SEIN: Bevor Sie mit Ihren Angehörigen sprechen, nehmen Sie sich etwas Zeit, um Fakten über Nierenkrebs, Ihre Diagnose und Ihre Behandlungsmöglichkeiten zu sammeln. Dies kann Ihnen helfen, alle Fragen Ihrer Angehörigen zu beantworten und Ihnen ein Gefühl der Kontrolle über die Diskussion zu geben.

FINDEN SIE DEN RICHTIGEN ZEITPUNKT UND ORT: Es ist wichtig, einen Zeitpunkt und einen Ort zu finden, an dem Sie und Ihre Lieben ungestört ein ruhiges Gespräch führen können. So können Sie sich besser auf das Thema konzentrieren und Ihre Lieben können Ihnen ihre volle Aufmerksamkeit schenken.

SEIN SIE EHRLICH: Es ist entscheidend, dass Sie Ihren Angehörigen gegenüber ehrlich sind, was Ihre Diagnose, Prognose und Behandlungsmöglichkeiten betrifft. Auch wenn es einfach sein mag, den Ernst der Situation herunterzuspielen, ist es entscheidend, klar zu sagen, was passiert und was Sie erwartet.

VERWENDEN SIE EINE EINFACHE SPRACHE: Vermeiden Sie die Verwendung von medizinischem Fachjargon oder Fachausdrücken, die Ihre Angehörigen möglicherweise nicht verstehen. Verwenden Sie eine klare, unkomplizierte Sprache, um Ihre Diagnose und Behandlungsstrategie mitzuteilen.

HÖREN SIE IHREN LIEBEN ZU: Denken Sie daran, dass Ihre Angehörigen möglicherweise ihre eigenen Gefühle und

Emotionen in Bezug auf Ihre Diagnose haben. Lassen Sie sie ihre Ansichten und Gefühle teilen und hören Sie sich ihre Sorgen an.

BITTEN SIE UM HILFE: Lassen Sie Ihre Angehörigen wissen, wie sie Ihnen in dieser Zeit helfen können. Dies kann bedeuten, dass sie Sie bei Terminen begleiten, Sie bei häuslichen Pflichten unterstützen oder Ihnen einfach emotionale Unterstützung bieten.

HALTEN SIE DIE KOMMUNIKATIONSWEGE OFFEN: Bleiben Sie während Ihrer Behandlung und Genesung mit Ihren Angehörigen in Kontakt. Informieren Sie sie über Neuigkeiten oder Veränderungen Ihres Zustands und seien Sie offen für ihre Meinungen und Empfehlungen.

Zusammenfassend kann es schwierig sein, mit Ihren Lieben über die Diagnose

Nierenkrebs zu sprechen. Wenn Sie jedoch ehrlich sind, klare Worte verwenden und um Hilfe bitten, können Sie sicherstellen, dass Ihre Lieben verstehen, was Sie durchmachen und wie sie helfen können. Denken Sie daran, in dieser Zeit auf sich selbst aufzupassen und mit Ihren Lieben in Verbindung zu bleiben, während Sie diesen Weg gemeinsam gehen.

Fragen, die Nierenkranke ihrem Arzt stellen können

- In welchem Stadium befindet sich mein Nierenkrebs?
- Wie groß ist mein Nierentumor?
- Hat sich der Krebs auf andere Regionen meines Körpers ausgebreitet?
- Welche Therapiemöglichkeiten stehen mir zur Verfügung?
- Welche Therapiemöglichkeit schlagen Sie mir vor?

- Welchen Einfluss hat die Therapie auf meine Lebensqualität?
- Was sind die Risiken und Vorteile der einzelnen Behandlungsoptionen?
- Wie lange dauert die Therapie?
- Ist eine Operation erforderlich?
- Wie lange dauert die Erholungszeit nach der Operation?
- Welche negativen Folgen kann eine Operation haben?
- Brauche ich eine Chemotherapie oder Strahlentherapie?
- Welche negativen Auswirkungen kann eine Chemotherapie oder Strahlentherapie haben?
- Wie lange muss ich eine Chemotherapie oder Strahlentherapie über mich ergehen lassen?
- Sind nach der Behandlung weitere bildgebende Untersuchungen erforderlich?
- Wie häufig muss ich auf ein Wiederauftreten untersucht werden?

- Kann Nierenkrebs nach der Behandlung wiederkehren?
- Gibt es klinische Studien, an denen ich teilnehmen kann?
- Wie gehe ich mit den Beschwerden während der Behandlung um?
- Wie ist die Prognose bei Nierenkrebs?
- Wie lange kann ich mit Nierenkrebs überleben?
- Welche Anpassungen meines Lebensstils kann ich vornehmen, um mein Ergebnis zu verbessern?
- Kann ich während der Behandlung weiterarbeiten?
- Gibt es Selbsthilfegruppen oder Ressourcen, auf die ich zugreifen kann?
- Kann ich nach der Behandlung noch Kinder bekommen?
- Wird die Therapie meine Fruchtbarkeit beeinflussen?
- Kann ich während der Behandlung noch Sex haben?
- Muss ich meine Ernährung umstellen?

- Kann ich während der Behandlung weiterhin Sport treiben?
- Gibt es alternative Behandlungen, die helfen könnten?
- Kann Nierenkrebs verhindert werden?
- Was sind die Risikofaktoren für Nierenkrebs?
- Gibt es eine erbliche Komponente bei Nierenkrebs?
- Sollte ich einen genetischen Test machen?
- Was sind die Anzeichen und Symptome von Nierenkrebs?
- Kann Nierenkrebs frühzeitig erkannt werden?
- Welche Tests werden zur Erkennung von Nierenkrebs verwendet?
- Ist eine Biopsie erforderlich?
- Wie wird das Stadium von Nierenkrebs bestimmt?
- Benötige ich ein PET-Scan?
- Benötige ich eine MRT?
- Benötige ich eine CT-Untersuchung?

- Ist eine Knochenszintigraphie erforderlich?
- Benötige ich eine Röntgenaufnahme des Brustkorbs?
- Ist ein Nierenfunktionstest erforderlich?
- Ist ein Leberfunktionstest erforderlich?
- Ist eine Blutuntersuchung erforderlich?
- Ist ein Urintest erforderlich?
- Wie häufig sind nach der Behandlung bildgebende Untersuchungen erforderlich?
- Kann ich während der Behandlung reisen?
- Zahlt meine Versicherung meine Behandlung?
- Wie viel kostet die Therapie?
- Wie bezahle ich die Behandlung?
- Kann ich eine Zweitmeinung einholen?
- Kann ich mir den Behandlungsort aussuchen?

- Muss ich während der Behandlung im Krankenhaus bleiben?
- Kann ich während der Behandlung Gäste empfangen?
- Wird die Therapie meine Fahrtüchtigkeit beeinträchtigen?
- Werden meine kognitiven Fähigkeiten durch die Therapie beeinträchtigt?
- Wie kann ich mich optimal auf die Behandlung vorbereiten?

KAPITEL 4

Komplementäre und alternative Behandlung von Nierenkrebs

WAS SIND ERGÄNZENDE UND ALTERNATIVE BEHANDLUNGEN FÜR NIERENKREBS?

Nierenkrebs ist eine Erkrankung der Nieren, also der Organe, die für die Filterung von Abfallstoffen aus dem Blut und deren Ausscheidung über den Urin verantwortlich sind. Nierenkrebs kann mit Standardtherapien wie Operation, Strahlentherapie und Chemotherapie behandelt werden. Manche Patienten suchen jedoch auch nach ergänzenden und alternativen Therapien, um ihren Nierenkrebs in den Griff zu bekommen.

Komplementäre Behandlungen sind nicht-konventionelle Therapien, die neben konventionellen Behandlungen eingesetzt werden, um das allgemeine Wohlbefinden und die Lebensqualität einer Person zu verbessern. Alternative Behandlungen hingegen sind Therapien, die anstelle traditioneller Behandlungen eingesetzt werden. Es ist wichtig hervorzuheben, dass bestimmte komplementäre und alternative Therapien zwar bei der Kontrolle der Symptome und der Verbesserung der Lebensqualität hilfreich sein können, sie jedoch niemals als Ersatz für eine medizinische Therapie verwendet werden sollten.

Hier sind einige ergänzende und alternative Therapien, die zur Behandlung von Nierenkrebs eingesetzt werden können:

AKUPUNKTUR: Bei der Akupunktur werden winzige Nadeln an bestimmten Stellen des Körpers platziert, um den Qi-Durchfluss zu fördern und die Heilung zu unterstützen. Akupunktur kann zur

Linderung von Schmerzen, Übelkeit und anderen Symptomen im Zusammenhang mit Nierenkrebs und dessen Therapie eingesetzt werden.

GEIST-KÖRPER-ANSÄTZE:
Geist-Körper-Techniken wie Meditation, Yoga und geführte Imagination können Stress und Ängste lindern, was das allgemeine Wohlbefinden und die Lebensqualität von Patienten mit Nierenkrebs verbessern kann.

MASSAGEBEHANDLUNG: Bei der Massagetherapie werden Muskeln und Weichteile durch Berührung bewegt, um Entspannung herbeizuführen und Schmerzen und Verspannungen zu lindern. Massagebehandlungen können zur Linderung von Schmerzen und anderen Symptomen im Zusammenhang mit Nierenkrebs eingesetzt werden.

NAHRUNGSERGÄNZUNGSMITTEL:
Einige Nahrungsergänzungsmittel, wie Vitamine, Mineralien und pflanzliche Arzneimittel, können zur Behandlung der mit Nierenkrebs verbundenen Symptome eingesetzt werden. Es ist jedoch wichtig, vor der Einnahme von Nahrungsergänzungsmitteln mit einem Arzt zu sprechen, da einige davon die Wirkung von Medikamenten beeinträchtigen oder negative Auswirkungen haben können.

CHIROPRAKTISCHE BEHANDLUNG:
Chiropraktik umfasst die Manipulation der Wirbelsäule, um die Heilung zu fördern und Schmerzen zu lindern. Chiropraktik kann zur Linderung von Schmerzen und anderen Symptomen im Zusammenhang mit Nierenkrebs eingesetzt werden.

Es ist wichtig hervorzuheben, dass bestimmte ergänzende und alternative Therapien zwar bei der Kontrolle der Symptome und der Verbesserung der

Lebensqualität hilfreich sein können, sie jedoch niemals als Ersatz für eine medizinische Therapie verwendet werden sollten. Menschen mit Nierenkrebs sollten immer mit ihrem medizinischen Team zusammenarbeiten, um einen Behandlungsplan zu erstellen, der ihren Anforderungen am besten entspricht.

Warum sollten ergänzende und alternative Behandlungen bei Nierenkrebs in Betracht gezogen werden?

Komplementäre und alternative Therapien beziehen sich auf medizinische Techniken und Produkte, die nicht Teil der traditionellen medizinischen Versorgung sind. Diese Therapien können Akupunktur, Massagetherapie, Meditation, pflanzliche Nahrungsergänzungsmittel und andere Aktivitäten umfassen, die Gesundheit und Wohlbefinden fördern sollen.

Es gibt verschiedene Gründe, warum sich Personen mit Nierenkrebs für ergänzende und alternative Behandlungen entscheiden:

SYMPTOMMANAGEMENT: Einige ergänzende und alternative Therapien wie Akupunktur und Massagetherapie können helfen, die Symptome von Nierenkrebs wie Schmerzen, Erschöpfung und Sorgen zu kontrollieren.

MIT DER KRANKHEIT UMGEHEN: Mit Nierenkrebs umzugehen kann sowohl körperlich als auch emotional hart sein. Einige ergänzende und alternative Therapien wie Meditation und Entspannungsmethoden können helfen, Stress abzubauen und das allgemeine Wohlbefinden zu steigern.

VERBESSERUNG DER LEBENSQUALITÄT: Komplementäre und alternative Medikamente können die

Lebensqualität von Menschen mit Nierenkrebs verbessern. Fitnessprogramme und Ernährungsumstellungen können beispielsweise dazu beitragen, die allgemeine Gesundheit und das Wohlbefinden zu verbessern.

PERSÖNLICHE ANSICHTEN: Einige Patienten mit Nierenkrebs haben möglicherweise persönliche Überzeugungen oder kulturelle Traditionen, die den Einsatz von Komplementär- und Alternativtherapien unterstützen.

Es ist wichtig, sich daran zu erinnern, dass ergänzende und alternative Therapien nicht als Ersatz für die traditionelle medizinische Versorgung verwendet werden sollten. Die Standardversorgung ist der Eckpfeiler der Therapie bei Nierenkrebs und bietet möglicherweise die höchste Chance auf eine wirksame Behandlung.

Wenn Sie sich für ergänzende und alternative Therapien gegen Nierenkrebs interessieren, sollten Sie unbedingt mit Ihrem Arzt sprechen. Er kann Ihnen dabei helfen, die möglichen Vorteile und Gefahren dieser Therapien zu verstehen und sicherzustellen, dass sie in Kombination mit der normalen medizinischen Versorgung sicher und richtig angewendet werden.

GEIST-KÖRPER-THERAPIEN ZUR BEHANDLUNG VON NIERENKREBS WIE:

- **Meditation, Yoga und andere Entspannungstechniken**
- **Akupunktur und Traditionelle Chinesische Medizin**
- **Hypnotherapie und geführte Imagination**

Nierenkrebs ist eine Krankheit, die Körper und Psyche beeinträchtigt. Geist-Körper-Therapien können als

Ergänzung zu etablierten Behandlungen eingesetzt werden, um die emotionalen und körperlichen Probleme im Zusammenhang mit Nierenkrebs zu bewältigen.

Geist-Körper-Behandlungen sollen Patienten helfen, mit Stress, Schmerzen, Angst und Depressionen umzugehen, ihre Lebensqualität zu verbessern und die Reaktion des Immunsystems auf die Therapie zu stärken. In dieser Antwort werden wir drei typische Geist-Körper-Ansätze zur Behandlung von Nierenkrebs untersuchen: Meditation, Yoga und andere Entspannungsmethoden, Akupunktur und Traditionelle Chinesische Medizin, Hypnotherapie und geführte Imagination.

MEDITATION, YOGA UND ANDERE ENTSPANNUNGSTECHNIKEN

Meditation, Yoga und andere Entspannungsmethoden werden bei Krebspatienten regelmäßig eingesetzt, um

Stress und Angstzustände abzubauen. Sie umfassen tiefe Atemtechniken, Visualisierung und Achtsamkeitsübungen, die zur Entspannung beitragen, die Schlafqualität verbessern und Müdigkeit verringern. Diese Methoden werden normalerweise in einer Gruppenumgebung gelehrt, sodass die Patienten Kontakt zu anderen Menschen in ähnlichen Situationen herstellen können.

In einer Studie der University of California, Los Angeles, berichteten Krebspatienten, die Stressbewältigung durch Achtsamkeit (MBSR) praktizierten, von erheblichen Verbesserungen ihrer Stimmung und Lebensqualität. Eine weitere im Journal of Clinical Oncology veröffentlichte Studie ergab, dass Brustkrebspatientinnen, die an einem Yoga-Programm teilnahmen, von einer verbesserten körperlichen Leistungsfähigkeit und weniger Müdigkeit berichteten.

AKUPUNKTUR UND TRADITIONELLE CHINESISCHE MEDIZIN

Akupunktur und Traditionelle Chinesische Medizin (TCM) basieren auf dem Konzept von Qi, einer Lebensenergie, die durch die Meridiane des Körpers fließt. Bei der Akupunktur werden kleine Nadeln an bestimmten Stellen des Körpers platziert, um das Gleichgewicht von Qi wiederherzustellen und die allgemeine Gesundheit zu fördern.

Die TCM kann pflanzliche Arzneimittel, Ernährungsumstellungen und andere Therapien umfassen, die darauf abzielen, die Energie des Körpers auszugleichen und die Genesung zu fördern.

Mehrere Studien haben gezeigt, dass Akupunktur bei Krebspatienten wirksam sein kann, indem sie Übelkeit und Erbrechen im Zusammenhang mit Chemotherapie und Strahlenbehandlung lindert. Eine im Journal of Alternative and

Complementary Medicine veröffentlichte Forschungsübersicht ergab, dass Akupunktur die Lebensqualität von Krebspatienten steigert und Schmerzen und Erschöpfung lindert.

HYPNOTHERAPIE UND GEFÜHRTE IMAGERY

Hypnotherapie und geführte Imagination sind Behandlungen, die die Kraft des Geistes nutzen, um die Heilung zu unterstützen. Bei der Hypnotherapie wird ein tranceähnlicher Zustand erzeugt, in dem der Patient empfänglicher für Suggestionen ist und sich gute Ergebnisse vorstellen kann. Bei der geführten Imagination werden mentale Bilder eingesetzt, um ein Gefühl der Entspannung und des Wohlbefindens zu erzeugen.

Mehrere Studien haben gezeigt, dass Hypnotherapie bei der Linderung von Schmerzen, Angst und Depression bei Krebspatienten hilfreich sein kann. Eine im

Journal of Pain and Symptom Management veröffentlichte Forschungsübersicht ergab, dass Hypnotherapie Schmerzen und Angst bei Krebspatienten während einer Chemotherapie linderte. Auch geführte Imagination hat sich als hilfreich bei der Linderung von Stress und Angst bei Krebspatienten erwiesen. In einer im Journal of Clinical Oncology veröffentlichten Studie berichteten Brustkrebspatientinnen, die geführte Imagination erhielten, von weniger Stress und Angst.

Zusammenfassend lässt sich sagen, dass Geist-Körper-Therapien eine nützliche Ergänzung zu Standardbehandlungen bei Nierenkrebs sein können. Meditation, Yoga und andere Entspannungsmethoden, Akupunktur und Traditionelle Chinesische Medizin, Hypnotherapie und geführte Imagination können helfen, die mit Krebs verbundenen psychischen und physischen Symptome zu bewältigen und die

Lebensqualität zu verbessern. Es ist jedoch wichtig, alle alternativen Behandlungen vor Beginn mit Ihrem Arzt zu besprechen.

ALTERNATIVE MEDIZINISCHE SYSTEME ZUR BEHANDLUNG VON NIERENKREBS WIE:

- **Homöopathie**
- **Ayurveda**
- **Naturheilkunde**

Während die traditionelle Medizin sich bei der Behandlung von Nierenkrebs weiterentwickelt hat, gibt es alternative medizinische Systeme, die seit Jahrtausenden zur Behandlung einer Reihe von Erkrankungen, darunter auch Nierenkrebs, eingesetzt werden. Einige dieser alternativen medizinischen Systeme umfassen Homöopathie, Ayurveda und Naturheilkunde.

HOMÖOPATHIE:

Homöopathie ist ein alternativer medizinischer Ansatz, der im späten 18. Jahrhundert von einem deutschen Arzt namens Samuel Hahnemann entwickelt wurde. Homöopathie basiert auf der Prämisse, dass „Ähnliches mit Ähnlichem geheilt wird". Dies bedeutet, dass eine Chemikalie, die bei einem gesunden Menschen Symptome hervorruft, bei einem kranken Menschen ähnliche Symptome behandeln kann. Homöopathie verwendet stark verdünnte Verbindungen aus Pflanzen, Tieren und Mineralien, um den natürlichen Heilungsprozess des Körpers zu fördern.

Bei der Behandlung von Nierenkrebs kann Homöopathie eingesetzt werden, um Beschwerden zu lindern, Symptome zu regulieren und die allgemeine Lebensqualität des Patienten zu verbessern. Homöopathische Arzneimittel können je nach Symptomen und allgemeinem Gesundheitszustand des Patienten empfohlen werden. Einige der regelmäßig verwendeten homöopathischen Behandlungen für Nierenkrebs sind Arsenicum album, Bryonia, Calcarea carbonica, Lycopodium und Phosphorus.

AYURVEDA:
Ayurveda ist eine uralte Heilmethode, die vor etwa 5.000 Jahren in Indien begann. Ayurveda basiert auf der Annahme, dass Körper, Geist und Seele miteinander verbunden sind und dass Gesundheit und Wohlbefinden auf einem Gleichgewicht dieser drei Teile beruhen. Ayurveda verwendet natürliche Therapien, darunter Kräuter, Ernährung und Änderungen des Lebensstils, um eine Reihe von Krankheiten, darunter Nierenkrebs, zu behandeln.

Bei der Behandlung von Nierenkrebs können Ayurveda-Praktiker eine Kombination aus Medikamenten, Nahrungsmitteln und Lebensstiländerungen verwenden, um die allgemeine Gesundheit und das Wohlbefinden des Patienten zu verbessern. Einige der im Ayurveda regelmäßig verwendeten Kräuter zur Behandlung von Nierenkrebs sind Ashwagandha, Guggulu, Punarnava und Tulsi. Ayurveda-Praktiker können auch Ernährungsumstellungen vorschlagen, wie beispielsweise die Einschränkung des Verzehrs von rotem Fleisch und die Erhöhung des Verzehrs von Obst und Gemüse.

Naturheilkunde:
Naturheilkunde ist ein alternativer medizinischer Ansatz, der sich auf die Behandlung des gesamten Menschen konzentriert und nicht nur auf die Symptome einer Krankheit. Die Naturheilkunde verwendet eine Reihe natürlicher Therapien, darunter Kräuter, Akupunktur und Ernährungsumstellungen, um den natürlichen Heilungsprozess des Körpers zu unterstützen.

Bei der Behandlung von Nierenkrebs können Naturheilpraktiker eine Vielzahl natürlicher Therapien einsetzen, um die allgemeine Gesundheit und das Wohlbefinden des Patienten zu verbessern. Einige der in der Naturheilkunde regelmäßig eingesetzten natürlichen Therapien zur Behandlung von Nierenkrebs sind Mariendistel, Kurkuma, grüner Tee und Vitamin D.

Naturheilkundler können auch Ernährungsumstellungen vorschlagen, wie etwa die Einschränkung der Aufnahme verarbeiteter Lebensmittel und die Steigerung des Verzehrs von Vollwertkost.

Es ist wichtig hervorzuheben, dass alternative medizinische Systeme wie Homöopathie, Ayurveda und Naturheilkunde zwar potenzielle Vorteile bei der Behandlung von Nierenkrebs bieten können, sie jedoch nicht als Ersatz für die herkömmliche medizinische Therapie eingesetzt werden sollten. Es ist immer wichtig, vor Beginn eines neuen Behandlungsprogramms, einschließlich alternativer medizinischer Systeme, einen zugelassenen Arzt zu konsultieren.

Fragen, die Sie stellen sollten, bevor Sie eine ergänzende oder alternative Behandlung von Nierenkrebs ausprobieren

Wenn Menschen mit der Diagnose Nierenkrebs konfrontiert werden, entscheiden sie sich möglicherweise für ergänzende oder alternative Therapien, um ihre herkömmliche medizinische Therapie zu ergänzen. Während einige ergänzende und alternative Behandlungen Vorteile wie eine verbesserte Lebensqualität und eine Linderung der Symptome bieten können, können andere nutzlos oder sogar gefährlich sein. Bevor Sie eine ergänzende oder alternative Therapie in Betracht ziehen,

sollten Sie sich unbedingt die folgenden
kritischen Fragen stellen:

- Welche Belege gibt es für die
  Sicherheit und Wirksamkeit dieser
  Behandlung?
- Welche möglichen Gefahren und
  Vorteile bietet diese Behandlung?
- Wie funktioniert diese Therapie?
- Welche Qualifikationen und
  Erfahrungen hat die Person, die diese
  Behandlung durchführt?
- Wurde diese Therapie bei Personen
  mit Nierenkrebs wissenschaftlich
  untersucht?
- Gibt es mögliche Wechselwirkungen
  mit den Therapien, die ich erhalte?
- Was kostet diese Therapie und wird
  sie von meiner Versicherung
  übernommen?
- Wie lange wird die Behandlung
  voraussichtlich dauern?
- Welche Ergebnisse sind von dieser
  Behandlung zu erwarten?

- Wie erkenne ich, ob die Therapie wirkt?
- Welche Auswirkungen hat diese Therapie auf meinen Alltag und meine Aktivitäten?
- Gibt es Änderungen an meiner Ernährung oder meinem Lebensstil, die ich während dieser Behandlung vornehmen sollte?
- Kann diese Therapie zusammen mit traditionellen medizinischen Behandlungen eingesetzt werden?
- Welche negativen Auswirkungen kann diese Behandlung haben?
- Wie kann ich mit eventuellen Nebenwirkungen oder Komplikationen umgehen?
- Wie hoch ist die Erfolgsquote dieser Behandlung?
- Gibt es Kontraindikationen oder Gründe, warum ich mich dieser Behandlung nicht unterziehen sollte?
- Wie ist der Wirkungsmechanismus dieser Behandlung?

- Wie ist die Qualität der Belege, die diese Behandlung stützen?
- Ist dieses Verfahren von der FDA zugelassen?
- Wurde diese Therapie von anderen Aufsichtsbehörden zugelassen?
- Gibt es aktuelle klinische Studien zu dieser Behandlung?
- Kann diese Therapie zur Krebsprävention genutzt werden?
- Wann ist der ideale Zeitpunkt für diese Behandlung?
- Gibt es andere Therapien, die möglicherweise wirksamer sind?
- Kann diese Therapie in Kombination mit anderen komplementären oder alternativen Behandlungen angewendet werden?
- Welche Vorteile bietet eine Kombination von Behandlungen?
- Welche Gefahren können mit der Kombination von Behandlungen verbunden sein?

- Gibt es mögliche Wechselwirkungen zwischen den verschiedenen Behandlungen?
- Wie erkenne ich, welche Therapie für eine Besserung oder Veränderung meines Zustandes verantwortlich ist?
- Wie oft muss ich diese Behandlung durchführen lassen?
- Muss ich diese Therapie auf unbestimmte Zeit fortsetzen?
- Kann diese Behandlung in Kombination mit anderen Behandlungen wie Chemotherapie, Strahlentherapie oder Operation angewendet werden?
- Was ist die empfohlene Dosierung dieser Behandlung?
- Wie wird diese Therapie durchgeführt?
- Gibt es während dieser Behandlung irgendwelche Einschränkungen bei der Nahrungsaufnahme, die ich beachten sollte?

- Wie wirkt sich diese Therapie auf meine allgemeine Gesundheit und mein Wohlbefinden aus?
- Wird diese Therapie Auswirkungen auf andere gesundheitliche Probleme haben, die ich habe?
- Wie ist die Langzeitprognose bei Nierenkrebs?
- Kann diese Therapie meine Prognose verbessern?
- Gibt es Alternativen zu dieser Behandlung?
- Was sind die möglichen Vorteile und Gefahren dieser Alternativen?
- Wie schneiden diese Optionen im Hinblick auf Sicherheit und Wirksamkeit ab?
- Gibt es andere ergänzende oder alternative Therapien, die ich in Betracht ziehen sollte?
- Wie passt diese Therapie in meinen gesamten Behandlungsplan?
- Wird diese Therapie von meiner Krankenkasse übernommen?

- Wie bezahle ich diese Behandlung?
- Welche Erfolgsbilanz hat die Einrichtung oder der Arzt, der diese Behandlung durchführt?
- Gibt es rechtliche oder regulatorische Schwierigkeiten im Zusammenhang mit dieser Behandlung?
- Welche langfristigen Auswirkungen kann diese Behandlung haben?

KAPITEL 5

<u>Wahl der Diät</u>

Nach Angaben der American Cancer Society werden in diesem Jahr bei mehr als 76.000 Amerikanern Nierenkrebsarten diagnostiziert.

Obwohl es keine spezielle Diät für Nierenkrebspatienten gibt, sind ausgezeichnete Essgewohnheiten für die Erhaltung eines gesunden Körpers und die Bewältigung der Nebenwirkungen der Krebstherapie von entscheidender Bedeutung.

Wenn Sie an Nierenkrebs leiden, kann Ihre Ernährung Ihr alltägliches Befinden beeinflussen. Informieren Sie sich darüber, welche Lebensmittel Sie häufiger zu sich nehmen sollten, welche Sie vermeiden sollten und welche

Ernährungsumstellungen während der Therapie zu erwarten sind.

VOR DEM START EINER NEUEN DIÄT ODER EINES NEUEN ERNÄHRUNGSPLANS

Unabhängig davon, ob bei Ihnen Krebs diagnostiziert wurde oder nicht, ist es eine gute Idee, Ihren Arzt oder einen Ernährungsberater zu konsultieren, bevor Sie einen neuen Ernährungsplan beginnen oder Ihre Ernährung wesentlich umstellen.

WAS ZU ESSEN

Eine gesunde, ausgewogene Ernährung ist für jeden eine gute Idee – besonders aber für Menschen mit Nierenkrebs.

Ihr Nährstoffbedarf kann je nach Art der Behandlung und Stadium Ihrer Erkrankung unterschiedlich sein. Dennoch sollten Sie einige Dinge möglichst in alle Ihre Mahlzeiten einbauen:

FRÜCHTE UND GEMÜSE

Obst und Gemüse sind reich an Ballaststoffen und eine wunderbare Quelle vieler wichtiger Vitamine und Mineralien. Sie können auch dazu beitragen, den Cholesterinspiegel zu senken und Ihren Blutzucker zu regulieren. Ballaststoffreiche Lebensmittel wie Bohnen und Erbsen sind ebenfalls vorteilhaft.

Sie sollten versuchen, täglich 4 Portionen Obst und 5 Portionen Gemüse aus verschiedenen Quellen zu sich zu nehmen.

Einige Beispielportionen sind:

- 1 mittelgroßer Apfel
- 6 Babykarotten
- 16 Trauben
- eine halbe mittelgroße Kartoffel
- 1 Tasse ungekochtes Blattgemüse

VOLLKORN

Vollkornbrot, Wildreis und Vollkornnudeln sind gute Energielieferanten. Außerdem sind sie reich an Ballaststoffen, Eisen und B-Vitaminen.

Bestimmte Vollkornprodukte, wie bestimmte Vollkornbrote und Kleieprodukte, können reich an Phosphor sein. Während dieses weit verbreitete Mineral für Menschen mit gesunden Nieren kein Problem darstellen sollte, kann die Einnahme zu hoher Mengen bei Nierenfunktionsstörungen zu bestimmten gesundheitlichen Problemen führen. Dies liegt daran, dass die Nieren dabei helfen, die Phosphormenge in Ihrem Körper zu kontrollieren.

Phosphor ist in vielen Lebensmitteln enthalten und selbst wenn Sie Nierenkrebs haben, sollten Sie in kleinen Dosen davon keine Probleme haben. Der Rat Ihres Arztes bezüglich Ihrer spezifischen Phosphoraufnahme sollte jedoch immer

Vorrang vor allgemeinen Empfehlungen haben.

PROTEINE

Proteine sind ein wichtiger Bestandteil jeder Ernährung, da sie zum Aufbau und Erhalt der Muskelmasse beitragen. Bei Nierenkrebspatienten kann jedoch zu viel Protein zu einer Ansammlung von Nahrungsresten im Blutkreislauf führen. Dies kann Symptome wie Müdigkeit, Übelkeit und Kopfschmerzen hervorrufen.

Sprechen Sie mit einem Arzt oder einem qualifizierten Ernährungsberater über die richtige Menge und die besten Proteinformen, die Sie in Ihre Ernährung integrieren sollten.

WAS MAN VERMEIDEN SOLLTE

Einige Lebensmittel können das Risiko von Nierenerkrankungen erhöhen. Wenn es nicht möglich ist, bestimmte Lebensmittel oder Gewohnheiten zu vermeiden,

versuchen Sie, Ihren Konsum nach
Möglichkeit einzuschränken.

LEBENSMITTEL MIT HOHEM
SALZGEHALT

Zu viel Salz kann den Flüssigkeitshaushalt
Ihres Körpers stören und zu Bluthochdruck
führen. Dies kann die Symptome einer
Nierenfunktionsstörung verstärken.

Verarbeitete Lebensmittel enthalten oft viel
Salz. Versuchen Sie daher, wenn möglich,
die folgenden Lebensmittel weniger zu sich
zu nehmen:

- Fastfood
- salzige Knabbereien (wie
  Kartoffelchips)
- verarbeitetes Feinkostfleisch (wie
  Salami)

Verwenden Sie, wenn möglich, Kräuter und
Gewürze anstelle von Salz zum Würzen.

Wenn Sie jedoch unkonventionelle Kräuter verwenden, sprechen Sie mit Ihrem Arzt.

LEBENSMITTEL MIT HOHEM PHOSPHORGEHALT

Phosphor ist ein natürliches Mineral, das Ihrem Körper in vielerlei Hinsicht zugute kommt, unter anderem stärkt es die Knochen. Bei Patienten mit Nierenfunktionsstörungen aufgrund von Krebs kann jedoch zu viel Phosphor tatsächlich die Knochen schädigen und andere negative Auswirkungen haben.

Wenn Ihr Arzt über Ihre Phosphoraufnahme besorgt ist, empfiehlt er Ihnen möglicherweise, die Menge phosphorreicher Lebensmittel, die Sie zu sich nehmen, zu reduzieren. Dazu gehören beispielsweise:

- Kakaobohnen verarbeitete Kleie Körner
- einige Milchprodukte Austern

- Zu viel Wasser

Bei Personen mit Nierenkrebs kann eine Überwässerung möglicherweise Komplikationen hervorrufen. Eine eingeschränkte Nierenfunktion kann Ihre Urinausscheidung einschränken und dazu führen, dass Ihr Körper zu viel Flüssigkeit zurückhält.

Es ist für jeden wichtig, viel Wasser zu trinken, aber achten Sie darauf, Ihre Flüssigkeitsaufnahme zu kontrollieren, damit Sie nicht zu viel zu sich nehmen.

Hochverarbeitete Lebensmittel und Getränke
Eine prospektive Studie aus dem Jahr 2018 ergab ein um 10 Prozent erhöhtes Krebsrisiko bei Personen, die hochverarbeitete Lebensmittel zu sich nehmen.

Das Sterberisiko wurde mit einer geringeren Ernährungsqualität in Verbindung gebracht. Rotes und verarbeitetes Fleisch korrelierte mit einer schlechteren Ernährungsqualität.

Versuchen Sie, stark verarbeitete Mahlzeiten und Getränke zu minimieren, wie zum Beispiel:

- abgepacktes Brot und Snacks
- Getränke und gesüßte Getränke
- mit Nitraten gepökeltes Fleisch
- Instantnudeln und Suppen
- gefrorene oder haltbare Fertiggerichte

ALKOHOL

Bier, Wein und Schnaps können sich mit den Krebsmedikamenten vermischen, die Sie einnehmen. Es gibt auch einige begrenzte Hinweise darauf, dass der Konsum von Alkohol das Risiko eines Rückfalls und des Todes bei bestehender Krebserkrankung erhöhen kann.

TIPPS ZUR ERNÄHRUNG WÄHREND DER BEHANDLUNG

Eine abwechslungsreiche und nährstoffreiche Ernährung ist zwar eine der besten Möglichkeiten, für sich selbst zu sorgen, eine Krebsbehandlung kann jedoch unterschiedliche Auswirkungen auf Ihren Körper und Ihren Appetit haben.

Schlechter Appetit
Bei der Behandlung vieler Krebsarten, darunter auch Nierenkrebs, ist es normal, abzunehmen. Möglicherweise stellen Sie fest, dass sich Ihr Geschmack für bestimmte Gerichte ändert. Dinge, die Ihnen früher geschmeckt haben, sind möglicherweise nicht mehr essbar und verursachen bei Ihnen sogar Übelkeit.

Aber Sie können durch Ausprobieren ein paar Mittel finden, die Ihnen nicht übel werden lassen.

Auch wenn Sie keinen besonderen Hunger verspüren, sollten Sie versuchen, regelmäßig zu essen, damit Ihr Energieniveau den ganzen Tag über konstant bleibt. Wenn Sie Probleme haben, große Portionen zu essen, kann es hilfreich sein, Ihre Mahlzeiten auf fünf oder sechs kleinere Portionen aufzuteilen, anstatt auf die üblichen zwei oder drei großen Portionen.

Essen Sie Ihre größte Mahlzeit, wenn Sie am hungrigsten sind – egal zu welcher Tageszeit.

Wenn Ihr Appetit nicht mehr so stark ist wie früher, können Nährstoffriegel und Smoothies eine gute Alternative sein, um zusätzliche Kalorien aufzunehmen. Sprechen Sie mit Ihrem Arzt oder einem ausgebildeten Ernährungsberater über die gesündesten Alternativen.

SCHWÄCHE

Es ist normal, dass man während einer Krebsbehandlung unter Energieschwankungen leidet. Sie haben möglicherweise weniger Energie als sonst und kämpfen möglicherweise sogar mit Schwäche und Müdigkeit.

Sprechen Sie mit Ihrem Arzt, Ernährungsberater, Ehepartner oder Betreuer über die Möglichkeiten der Essenslieferung. Es gibt eine Reihe von Dingen, und viele davon enthalten Nährwertinformationen. Sie können Ihnen dabei helfen, die Essensplanung zu einem Kinderspiel zu machen und Ihnen dabei helfen, Ihre ideale Kalorienzahl zu sich zu nehmen.

Es gibt einige Lebensmittel, die sehr gut zur Energiespeicherung geeignet sind und zudem einfach zuzubereiten sind. Einige davon sind:

- Früchte, Nüsse und Nussbutter

- Gemüse mit gesünderen Dips wie Hummus-Sandwiches mit magererem Eiweiß (Truthahn, Huhn, Erdnussbutter)
- Käse
- hart gekochte Eier
- Vollkorn-Getreide
- Müsliriegel mit reduziertem Zuckergehalt
- Joghurt-Smoothies

ANDERE NEBENWIRKUNGEN

Eine Krebstherapie kann Ihr Immunsystem schwächen und Sie anfälliger für Infektionen machen. Aus diesem Grund sollten Sie beim Kochen und Aufbewahren Ihrer Mahlzeiten bestimmte Vorsichtsmaßnahmen treffen:

- Gemüse gründlich waschen.
- Verwenden Sie separate Schneidebretter für Fleisch und Gemüse.

- Stellen Sie sicher, dass alle Mahlzeiten, einschließlich Fleisch, Geflügel und Eier, gründlich gekocht sind.
- Vermeiden Sie den Konsum von nicht pasteurisierter Milch oder Saft.
- Seien Sie bei rohen Lebensmitteln wie Sushi, Garnelen und Gemüsesprossen sehr vorsichtig.
- Werfen Sie alles weg, was schleimig oder verfault aussieht, insbesondere Gemüse.

Während man sich manchen Therapieformen unterzieht, kann es sein, dass Sie mit Mundgeschwüren oder Schluckbeschwerden zu kämpfen haben. In diesem Fall gibt es bestimmte Strategien, die Ihnen dabei helfen können, Ihre täglichen Kalorien- und Ernährungsziele einzuhalten:

- Verwenden Sie zur Pflege Ihrer Mundgesundheit eine sanfte Zahnbürste.
- Sprechen Sie mit Ihrem Arzt über Steroide oder entzündungshemmende Medikamente zur Linderung der Schmerzen und Beschwerden.
- Vermeiden Sie scharfe Speisen.
- Begrenzen Sie säurehaltige Flüssigkeiten und Früchte wie Zitronen- und Orangensaft.

Konzentrieren Sie sich auf kleine Mahlzeiten und leichter zu kauende Nahrungsmittel wie Joghurt, Smoothies und pürierte Suppen.

WEGBRINGEN

Die Behandlung von Nierenkrebs kann viel Zeit und Energie erfordern, aber eine gute Ernährung kann Sie auf Ihrem Weg unterstützen.

Eine ausgewogene, nährstoffreiche Ernährung ist für die meisten Menschen von Vorteil, auch für Patienten mit Nierenkrebs.

Es gibt jedoch einige Einschränkungen in der Ernährung, die Sie mit Ihrem Arzt besprechen sollten, wie z. B. empfohlene Proteinmengen, phosphorreiche Mahlzeiten und Salzkonsum.

Konsultieren Sie Ihren Arzt oder Ihr medizinisches Team, bevor Sie große Änderungen an Ihrer Ernährung vornehmen. Teilen Sie ihm außerdem so schnell wie möglich alle neuen Nebenwirkungen mit, die Sie bemerken.